L'INSTITUT DE THÉRAPEUTIQUE PHYSIQUE

D'ARGELÈS-DE-BIGORRE

LE TRAITEMENT DE LA SCOLIOSE

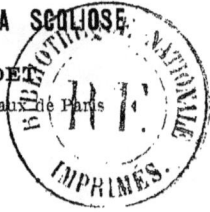

Par le Dr JUDET

Ancien interne des hôpitaux de Paris

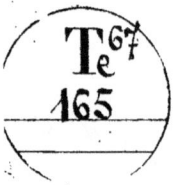
1

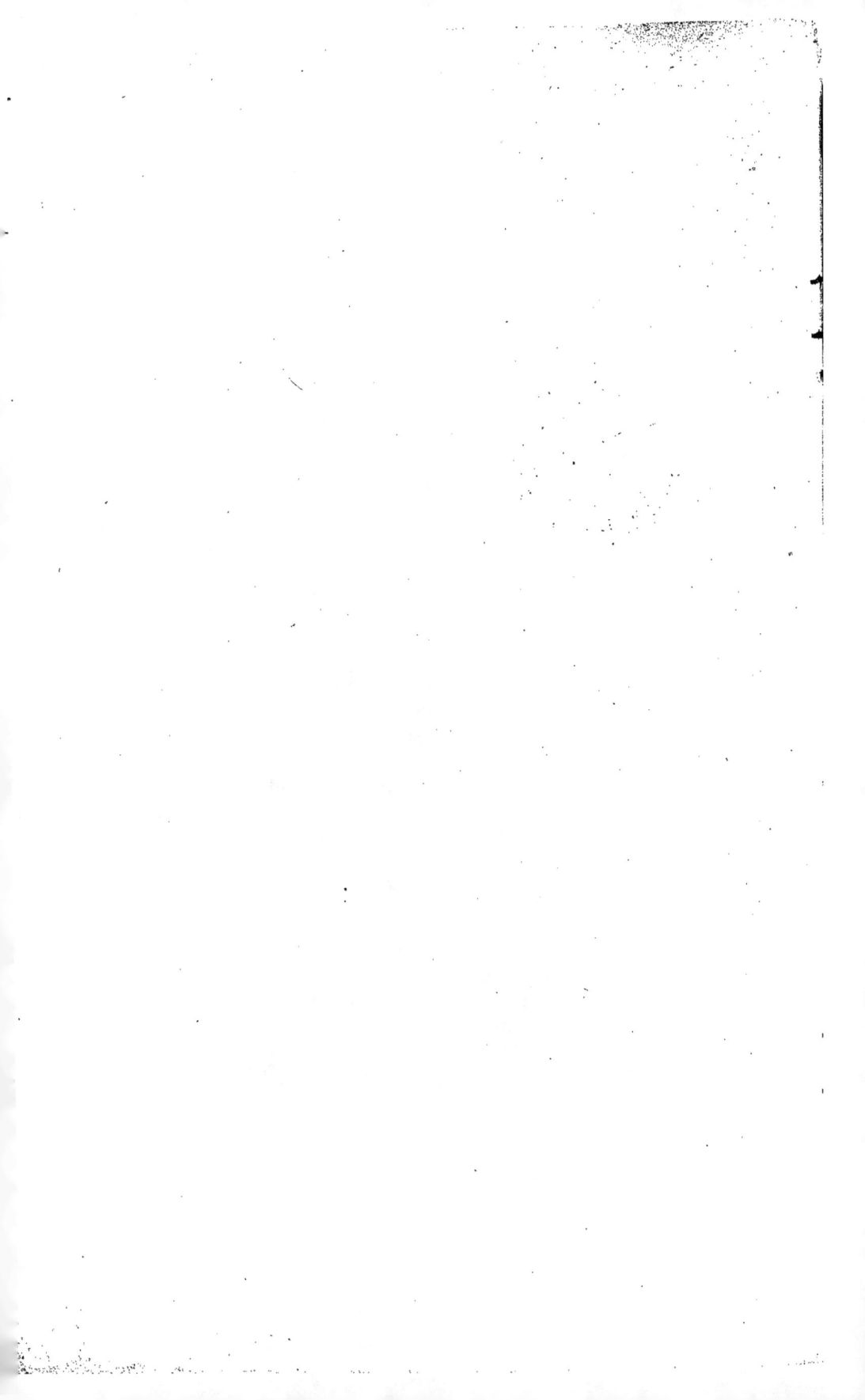

L'INSTITUT DE THÉRAPEUTIQUE PHYSIQUE

D'ARGELÈS-DE-BIGORRE

LE TRAITEMENT DE LA SCOLIOSE

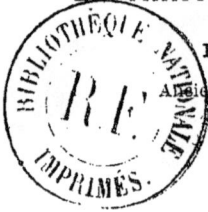

Par le docteur JUDET

Ancien interne des hôpitaux de Paris

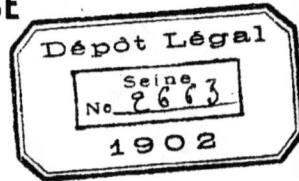

CHAPITRE Ier

Les Instituts scoliotiques

On sait que la scoliose constitue une affection extrêmement fréquente, frappant avec une prédilection marquée les jeunes filles à la période de croissance.

La fréquence et la gravité d'une telle maladie expliquent l'apparition, dans certains pays, d'*Instituts scoliotiques* dirigés spécialement contre les déviations de la taille.

En Suisse Schulthess dirige à Zurich un institut orthopédique privé, fort bien outillé pour la scoliose, institut qui jouit dans l'Europe entière d'une réputation justement méritée.

Dans un récent voyage d'étude, le docteur Jouon (*) chef de clinique chirurgicale à la Faculté de médecine de Paris, nous fait connaître la méthode de traitement de la scoliose imaginée par Schulthess : « son but est de faire travailler les muscles de la colonne vertébrale en communiquant au rachis malade, à l'aide d'appareils à levier d'une précision mathématique, des mouvements gradués et normaux qui sont, suivant le cas, des mouvements de rotation, de torsion, de flexion, d'extension ou de latéralité ».

(*) Voy. *Revue d'orthopédie*, novembre 1901.

Le même auteur ajoute plus loin:

« Le docteur Schulthess a eu l'extrême obligeance de nous montrer le graphique de nombreux malades et il est bien acquis sans discussion que, dans nombre de cas, le résultat du traitement est très satisfaisant. »

En Allemagne, Hoffa dirige, à Wurtzbourg, un grand établissement orthopédique privé, dans lequel la scoliose est traitée suivant des principes identiques à ceux de Schulthess.

Mais c'est *en Suède* que nous trouvons l'organisation la plus complète.

Il n'existe pas moins de trois grands instituts — dont deux sous le patronage de l'Etat — dans lesquels on traite méthodiquement les déviations rachidiennes.

Dans l'un de ces instituts (Institut Royal central de gymnastique), les scoliotiques sont soumis uniquement à une gymnastique appropriée.

Dans l'institut Zander, les malades sont traités d'après un principe différent et c'est à la *mécanothérapie* que Zander demande la correction des déviations rachidiennes.

Enfin, dans un troisième institut (Institut Royal d'orthopédie dirigé par le docteur Wide), c'est une méthode mixte qui est appliquée et l'on a recours à l'emploi combiné des machines et des mouvements orthopédiques.

La création d'un institut scoliotique en France nous a semblé répondre à un besoin. Les instituts mécanothérapiques qui existent dans diverses villes ne sont pas, en général, adaptés spécialement pour la scoliose. De plus, ils n'assurent pas aux malades les avantages précieux résultant du séjour soit au bord de la mer, soit dans la montagne.

Or, c'est là une condition essentielle de succès sur laquelle M. le professeur Kirmisson (*) a beaucoup insisté :

« Le traitement de la scoliose ne fera de réels progrès que le jour où on se décidera à la traiter, non comme une déformation accidentelle, survenant sous l'influence d'une cause toute locale, mais bien comme l'expression d'une maladie générale. C'est dire que nous accordons au traitement général

---

(*) Kirmisson, *Les difformités acquises de l'appareil locomoteur pendant l'enfance et l'adolescence,* p. 333. — Masson, édit., 1902.

une part de la plus haute importance. Il convient, avant tout, de placer les malades dans de bonnes conditions hygièniques. Celles qui sont élevées dans un pensionnat doivent en être retirées; les heures d'études doivent être diminuées ou même supprimées suivant le cas. Les malades doivent faire un exercice modéré, vivre au grand air, à la campagne ou, mieux encore, au bord de la mer ».

Nous croyons que le climat d'Argelès réalise les conditions requises pour réagir puissamment sur l'état général.

Voici ce qu'en disait le docteur Ferrand, le regretté médecin de l'Hôtel-Dieu, dans une note lue à l'Académie de médecine, le 15 novembre 1885:

« Par son altitude, l'air y est vivifiant au point d'entraîner un léger degré d'excitation fonctionnel, mais comme il y est en même temps généralement doux, comme il est surtout humecté d'une notable proportion de vapeur d'eau, il ne fouette pas les sujets inutilement et les entraîne à faire une bonne restauration nutritive, sans épuiser leurs aptitudes sensitives et motrices. »

Le professeur Landouzy (*), au cours du voyage d'études, dans les stations pyrénéennes, que fit en 1900 une caravane de médecins sous sa direction scientifique, a signalé les avantages que présente Argelès pour l'établissement d'un sanatorium, destiné à des enfants malingres, à développement imparfait.

Avant d'exposer les diverses méthodes que nous comptons mettre en œuvre, nous tenons à faire une remarque d'une portée générale : il est indispensable que le traitement de la scoliose soit institué d'une façon aussi précoce que possible.

Si ce traitement est institué à l'origine de la maladie, alors qu'il n'existe qu'une scoliose d'attitude sans déformation osseuse, la guérison sera rapide et complète.

S'il existe déjà, en plus de la scoliose, un degré marqué de voussure costale, il devient difficile d'obtenir une disparition *complète* de la difformité : on doit se contenter d'une amélioration qui, d'ailleurs, peut être considérable.

(*) Voyez *Presse médicale*, numéro du 26 septembre 1900.

Si, enfin, dernière et fâcheuse éventualité, la colonne vertébrale présente une torsion complète, coïncidant avec une
voussure angulaire des côtes très prononcée, l'amélioration
de cet état sérieux, devient elle-même problématique, surtout
si la jeune malade a déjà fini sa croissance.

Il est toutefois légitime d'instituer une période de traitement rationnel et méthodique, ne serait-ce que pour prévenir
toute aggravation ultérieure et pour faire bénéficier l'enfant
du doute qui existe toujours concernant le degré d'incura-
bilité (*). Mais il serait risqué d'entretenir de trop grandes
espérances dans l'entourage.

On ne saurait donc trop recommander d'instituer le traitement *aussitôt* que la scoliose sera reconnue.

Dans les pages qui vont suivre, nous nous proposons de
donner un aperçu rapide des moyens d'action dont dispose
l'institut d'Argelès pour le redressement méthodique des
déviations latérales du rachis. Nous avons surtout en vue la
scoliose des adolescents (scoliose habituelle ou essentielle des
Allemands).

***

CHAPITRE II

Des divers moyens d'action de l'Institut scoliotique

Aucune méthode n'est suffisante à elle seule pour procurer
la guérison : il faut de toute nécessité instituer une méthode
mixte ou éclectique. Tel est l'enseignement de M. le professeur Kirmisson. Il a bien voulu nous permettre d'observer le
traitement auquel il soumet les scolioses dans son service de
l'hôpital Trousseau ; il a poussé l'obligeance jusqu'à nous
montrer en détail l'application des appareils qu'il préconise :
nous tenons à lui en exprimer toute notre reconnaissance.

L'institut scoliotique d'Argelès reproduit fidèlement l'ins-
tallation de l'hôpital Trousseau, et c'est la méthode qui y est

---

(*) Pour être exact, nous devons dire qu'il existe une véritable scoliose maligne qui augmente malgré tous les moyens mis en œuvre pour
la combattre.

en usage que nous nous proposons d'appliquer à nos malades.

Elle nécessite des appareils relativement simples, beaucoup moins compliqués en tout cas que ceux de Schulthess et de Zander et d'une efficacité tout aussi grande. Ces appareils n'ont pas d'autre but que de mobiliser les courbures rachidiennes. Pour maintenir la colonne vertébrale en bonne attitude, M. Kirmisson s'adresse à la gymnastique orthopédique qu'il considère comme la partie essentielle du traitement.

1° LES INSTRUMENTS MENSURATEURS ET ENREGISTREURS DE LA SCOLIOSE

Chez tout malade venant à l'Institut pour être traité d'une déviation vertébrale, nous procéderons, en premier lieu, à une mensuration exacte de la scoliose et de la déformation thoracique qu'elle entraîne.

Cette mensuration sera répétée vers le milieu et à la fin du traitement.

Ce sont là des manipulations indispensables qui nous permettront de suivre pas à pas les résultats du traitement (*), d'en rendre juge l'entourage des petits malades et de les encourager à la persévérance au cours d'un traitement long et forcément ennuyeux.

Pour effectuer ces diverses mensurations, nous avons adopté les appareils construits par M. le professeur Kirmisson avec l'aide de M. Demeny, chef de laboratoire de M. Marey au Collège de France.

Il ne saurait entrer dans le cadre de cette notice de décrire ces divers appareils.

Disons seulement que, grâce au *Rachigraphe*, on inscrit sur une feuille de papier et avec une grande précision, les courbures latérales du rachis et qu'avec le *Thoracographe* on inscrit de même le périmètre du thorax, de manière à pou-

---

(*) Nous nous proposons d'adresser au médecin habituel de chaque malade, les graphiques pris avant le début du traitement et ceux pris à la fin. De la sorte, il lui sera loisible, comme à nous, de se rendre compte des résultats obtenus.

voir apprécier le degré de voussure costale en rapport avec la scoliose. (Fig. 1.)

L'Institut dispose encore d'un appareil de Zander pour mesurer les sections verticales du tronc. (Fig. 2.)

Nos mensurations étant effectuées, nous commencerons

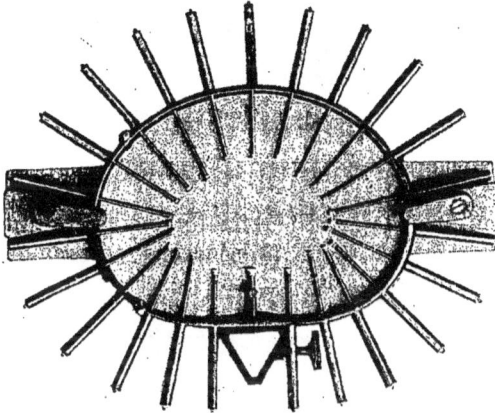

Fig. 1. — Thoracographe construit par M. Demeny destiné à fournir les contours du thorax.

(L'appareil est représenté muni de la planchette qui soutient la feuille de papier sur laquelle on trace le contour du thorax.)

le traitement proprement dit qui comprendra l'association, dans des proportions variables, suivant chaque cas, des quatre méthodes suivantes :

A — Le port d'appareil de soutien (corsets) ;

B — Le repos dans le decubitus prolongé ;

C — Le redressement forcé par les appareils ;

D — Les exercices de gymnastique orthopédique.

A. — APPAREILS PORTATIFS. — L'usage des corsets orthopédiques (corsets plâtrés, corsets en cuir moulé, ceintures à levier, etc.,) résume pour un trop grand nombre d'orthopédistes le traitement de la scoliose.

Cependant, il n'est pas douteux que ces appareils sont incapables de redresser les courbures vicieuses du rachis.

M. le professeur Kirmisson s'exprime ainsi à ce sujet (*) :
« Ils sont lourds et pesants ; ils fatiguent les malades et
surtout, le plus souvent, ils ne remplissent que très incom-

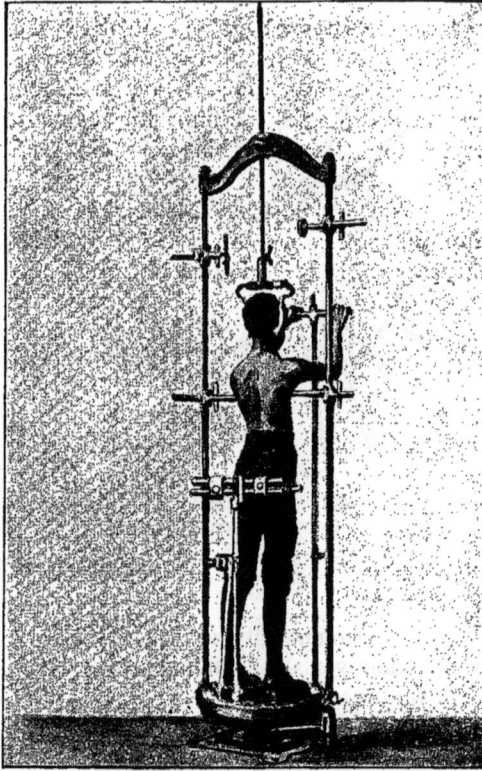

Fig. 2. — Mensuration des parties verticales

plètement, ou même pas du tout, le but auquel ils sont des-
tinés. Il faut en effet qu'ils puissent être supportés par les
malades, et pour cela, qu'ils n'exercent pas de pression trop
forte, capable d'amener des ulcérations.

(*) Kirmisson loc. cit. p. 309.

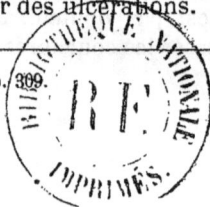

« C'est, dès lors, entre la difformité et l'appareil, une lutte dans laquelle celui-ci est toujours et forcément vaincu, et cela bien plus encore à propos des corsets orthopédiques que partout ailleurs, à cause de la nécessité de ménager les fonctions du cœur et la respiration.

« Aussi béaucoup de chirurgiens, au nombre desquels je me place, ont-ils abandonné les appareils de redressement, pour se contenter de simples corsets de maintien, qui n'ont d'autres prétentions que de soutenir efficacement la colonne vertébrale et le thorax, sans chercher à redresser leurs courbures. (*) ».

Ce sont de tels corsets, soigneusement faits sur mesure, que nous appliquerons à nos malades, pour leur permettre de faire une promenade quotidienne au grand air, sans courir le risque de compromettre la correction rachidienne déjà acquise par l'emploi des méthodes que nous allons maintenant exposer.

B. — LE REPOS DANS LE DECUBITUS PROLONGÉ doit être largement mis à contribution dans tous les cas de scoliose. En présence de jeunes filles faibles dont le rachis possède une laxité exagérée, et aussi dans les scolioses à marche rapide, il devient même un élément capital de traitement, mais, dans les cas habituels, il est excessif de laisser à demeure les malades sur des lits orthopédiques, comme le faisaient jadis Venel, Heine, Schaw... etc.

Voici ce que nous nous proposons de faire :

Pendant la nuit, les petites malades seront couchées sur des lits spéciaux résistants et sans oreiller ; un système de courroie évitera que, pendant le sommeil, l'enfant ne se couche du côté de la concavité du thorax.

Pendant le jour, nous instituerons une période de repos de deux à trois heures de durée. Pour ce repos du jour, nous utiliserons soit un plan incliné, soit une table horizontale. (Fig. 3.)

C. — LES MACHINES A REDRESSEMENT employées à l'Institut

(*) Kirmisson loc. cit. p, 311.

sont les mêmes que celles que nous avons vues utilisées à l'hôpital Trousseau.

Il existe, de plus, un certain nombre de machines de Zander, permettant d'exécuter des mouvements variés du dos (flexion, extension, mouvements de latéralité).

Tous ces appareils, quelles que soient leurs variétés, visent à un même but : la mobilisation des courbures anormales du rachis, afin de pouvoir ultérieurement en obtenir la guérison.

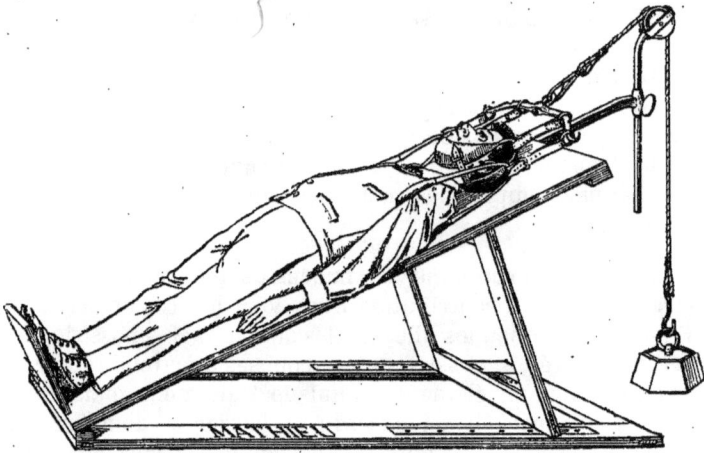

FIG. 3. — Plan incliné permettant l'emploi de l'extension continue

Ces divers appareils sont combinés pour agir soit verticalement par action de la pesanteur, soit par suspension latérale, soit encore en plan horizontal. (Fig. 4.)

L'*Appareil de Sayre* a été le point de départ de tous les appareils à suspension verticale, tels que ceux de Hoffa, de Scheede et enfin celui de Kirmisson. L'appareil du professeur Kirmisson permet de combiner les effets de la suspension verticale et ceux des pressions latérales. (Fig. 5.)

Parmi les appareils à suspension latérale, nous avons adopté le rouleau de Lorentz modifié par Kirmisson ; cet appareil exerce une pression directe sur la gibbosité. (Fig. 6.)

Le plan à inclinaison variable de Zander, qui existe également à l'Institut, possède une action tout à fait identique.

Les appareils horizontaux sont représentés à l'Institut par le tabouret du professeur Kirmisson et par le plan horizontal avec reliefs de Zander. (Fig. 8.)

Ces deux appareils agissent en refoulant la courbure

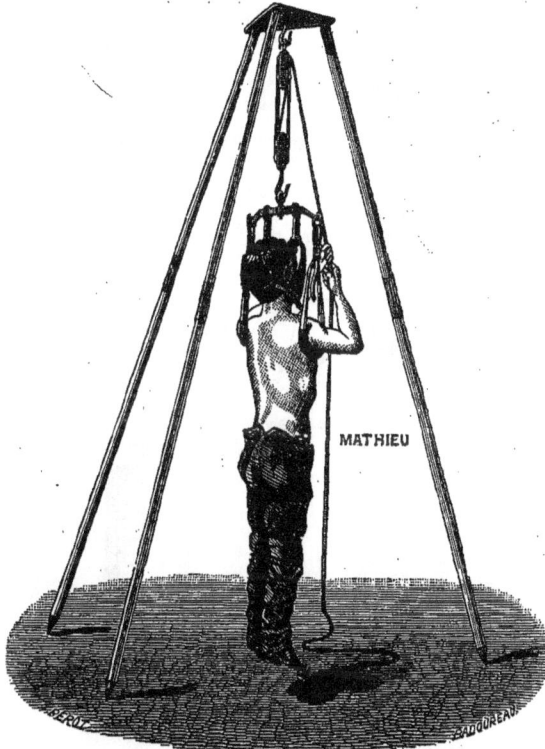

Fig. 4. — Suspension de Sayre.

vertébrale de manière à rétablir la rectitude de la colonne vertébrale ou même à obtenir une hypercorrection momentanée.

2° EXERCICES ORTHOPÉDIQUES

D. — LES EXERCICES DE GYMNASTIQUE ORTHOPÉDIQUE. — Les appareils de redressement forcé, employés exclusivement, ne sauraient procurer une guérison définitive.

Ils ont surtout pour but de réaliser la mobilisation du rachis incurvé, mobilisation qui est la condition indispensable de tout progrès.

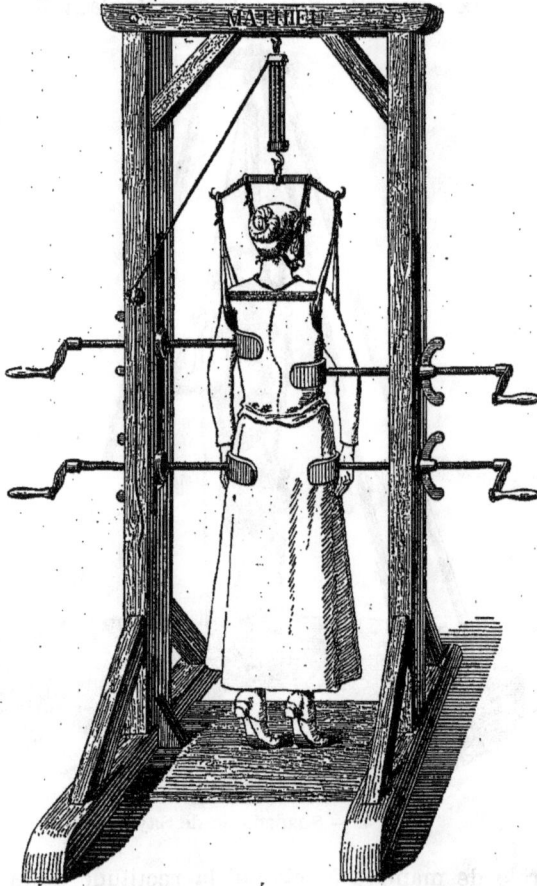

Fig. 5. — Appareil pour la suspension combinée
aux pressions latérales. (Kirmisson.)

Mais pour que la guérison obtenue soit durable, il est indispensable de fortifier et de rendre leur tonicité normale aux muscles des gouttières vertébrales, qui seuls sont capables de maintenir dans la rectitude une colonne vertébrale au préalable réduite par les appareils de redressement forcé.

On conçoit donc que les exercices orthopédiques constituent la méthode par excellence de traitement de la scoliose : « Non seulement ils corrigent les attitudes vicieuses, mais encore ils dévelopent l'appareil musculaire (*) ».

Ces exercices sont de deux sortes :

Actifs lorsque le malade fait exécuter lui-même à son

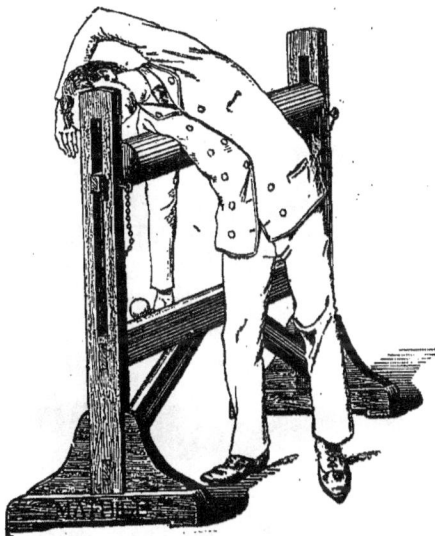

Fig. 6. — Rouleau transversal pour la suspension latérale.

tronc et à ses membres les mouvements utiles ; *passifs* lorsque c'est le chirurgien ou une machine appropriée (par exemple certains appareils de Zander) qui imprime les diverses attitudes.

Il serait vraiment trop aride de décrire ces divers mouvements, surtout étant donné ce fait que les chirurgiens orthopédistes en ont imaginé un nombre considérable.

Nous dirons seulement qu'il est essentiel que les mouve-

(*) Kirmisson loc. cit. p. 322.

ments orthopédiques soient exécutés avec une grande précision, sous la direction d'une personne expérimentée (*). Nous
aurons de plus recours au poteau à doubles montants verticaux de Kirmisson (Fig. 9); à l'appareil de Larghiader (Fig. 10),
et à un certain nombre de machines Zander permettant

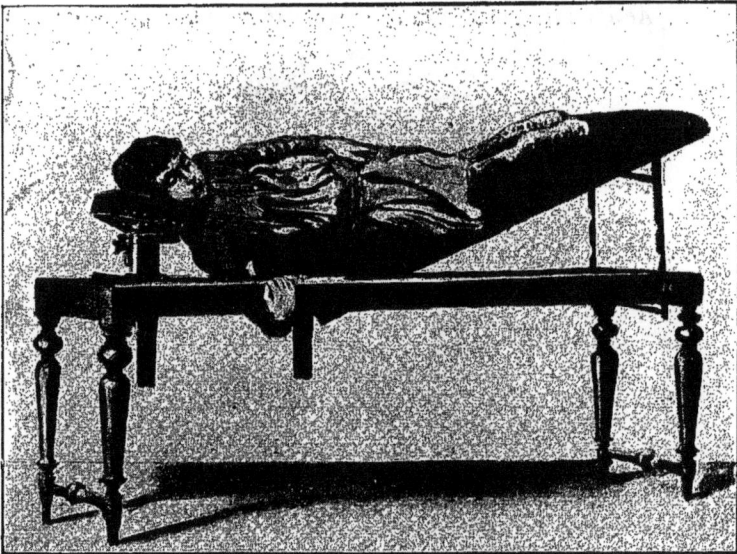

Fig. 7 (K 2). — Pression unilatérale.

d'exécuter des efforts gradués d'extension et de flexion du dos.

Les mouvements orthopédiques doivent être soigneusement réglés : on conçoit, en effet, qu'à côté de chaque attitude
correcte et *efficace*, il existe des attitudes très voisines qui,
au point de vue des déviations du rachis, sont inefficaces ou
même nuisibles.

Nous nous proposons, indépendamment des diverses
méthodes que nous venons de signaler, d'user largement des

(*) Les exercices orthopédiques seront faits avec l'aide de Mlle Karen
Gundel, diplômée du Conseil royal de médecine de Stockholm, attachée
au service orthopédique du professeur Kirmisson à l'hôpital Trousseau.

moyens dits *adjuvants*, et dont l'importance est considérable soit pour fortifier les muscles vertébraux, soit pour remonter l'état général.

Électrisation. — Lorsque la musculature sacro-lombaire se montre particulièrement affaiblie, il est indispensable de réveiller sa tonicité par tous les moyens, puisque c'est cette tonicité qui assure, en grande partie, la statique du rachis.

Nous aurons à notre disposition le service d'*électrothérapie* de l'Institut, et nous pourrons, le cas échéant, faire des appli-

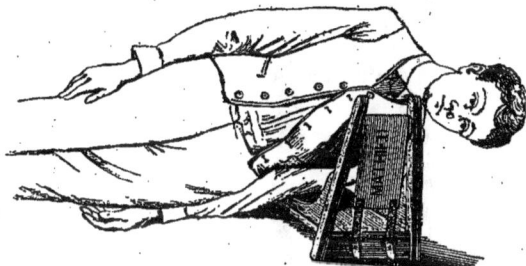

Fig. 8. — Tabouret de Kirmisson pour l'inclinaison latérale.

cations faradiques de 5 à 6 minutes soit aux muscles spinaux, soit aux muscles abdominaux.

Hydrothérapie. — Nous avons déjà dit que nous considérions le traitement général comme essentiel. Presque toujours, chez les scoliotiques, l'état général est défectueux.

M. le professeur Kirmisson a attiré l'attention sur les relations qui existent entre les déformations du rachis et les divers états névropathiques.

« Il n'est pas rare de voir des mères atteintes de crises hystériformes, ou seulement nerveuses, présentant des conceptions délirantes, de la mélancolie, etc., venir nous montrer leurs filles atteintes de scolioses. Fréquemment, nous trouvons, en même temps, tous les signes de la névrose chez les malades elles-mêmes » (*).

(*) Kirmisson, loc, cit., p. 249.

Les relations qui existent entre les déviations du rachis et les troubles du côté des fonctions menstruelles sont connues depuis plus longtemps. Très souvent, les jeunes filles scolio-tiques sont en même temps chloro-anémiques.

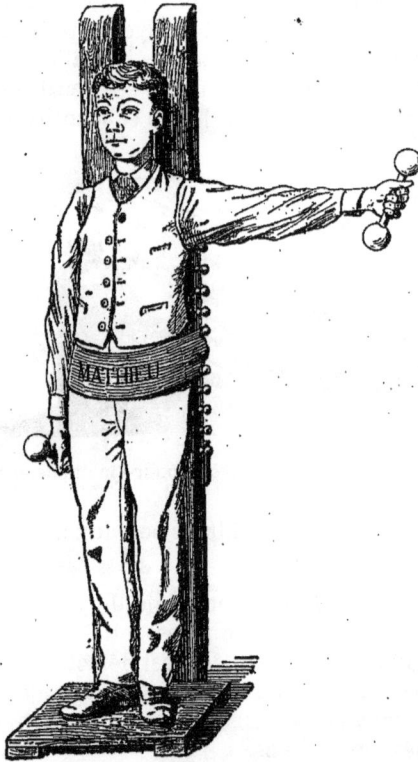

Fig. 9. — Poteau à doubles montants verticaux du docteur Kirmisson pour le redressement du tronc associé aux larges mouvements respiratoires et aux mouvements des bras.

L'hydrothérapie sous forme de douches variées doit être placée au nombre des modificateurs les plus puissants de l'état général des jeunes scoliotiques. On conçoit que nous comptons faire largement profiter nos malades du service d'hydrothérapie de l'Institut.

L'action de l'eau tiède ou froide, selon le cas, jointe à l'action de l'air des montagnes, nous fait espérer un relèvement rapide soit de l'état de chloro-anémie, soit de l'état nerveux des jeunes filles scoliotiques. De plus, la douche froide en jet puissant, au niveau du rachis, exerce une action tonique, indiscutable sur la musculature sacro-lombaire. Une

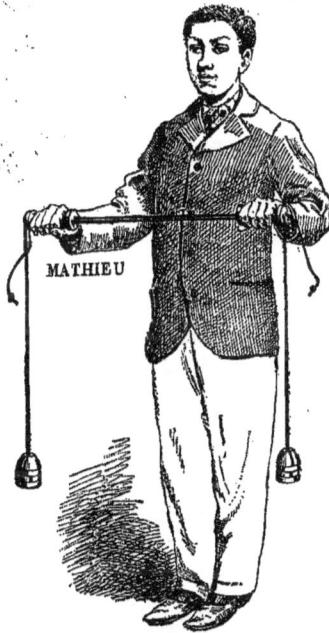

Fig. 10. — Exercice de redressement du tronc à l'aide de l'appareil de Larghiader passé d'avant en arrière au-dessus de la tête et ramené à la hauteur des épaules.

séance de *massage* consécutive à la douche, est indispensable pour favoriser la réaction.

Nous avons fait connaître suffisamment les moyens d'action dont dispose l'Institut d'Argelès. Ils nous permettront, croyons-nous, d'assurer aux malades atteints de déviations du rachis un traitement rationnel méthodiquement conduit et susceptible de donner le maximum de chances de guérison. Sans doute il est difficile, pour ne pas dire impossible, d'arriver à la correction complète des déviations rachidiennes, mais on doit se montrer satisfait, lorsque, suivant le mot de Zander, le traitement a pu enrayer le mal et permettre à une jeune fille atteinte de scoliose, d'achever sa croissance, d'acquérir une taille voisine de la normale, dont la difformité n'est plus perceptible sauf pour l'œil exercé d'un médecin.

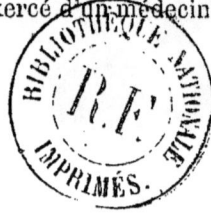

———

Paris. — Imp. C. Pariset.

www.ingramcontent.com/pod-product-compliance
Lightning Source LLC
Chambersburg PA
CBHW032257210326
41520CB00048B/5393